ANALYSE CHIMIQUE

DES

SOURCES SULFUREUSES THERMALES

DE CAUTERETS

(APPARTENANT A LA VALLÉE)

PAR MM.

E. FILHOL,

Professeur de chimie a la Faculté des sciences de Toulouse,
Professeur et directeur de l'Ecole de médecine,
Correspondant de l'Académie de médecine,
Chevalier de la Légion d'honneur,
etc., etc.,

ET

O. REVEIL,

Professeur agrégé à la Faculté de medecine
et à l'Ecole supérieure de pharmacie de Paris,
Pharmacien en chef de l'hôpital des Enfants malades,
Membre de la Société d'hydrologie médicale,
etc., etc.

TARBES

TH. TELMON, IMPRIMEUR-LIBRAIRE

1861

ANALYSE CHIMIQUE

DES

SOURCES SULFUREUSES THERMALES

DE CAUTERETS

(APPARTENANT A LA VALLÉE)

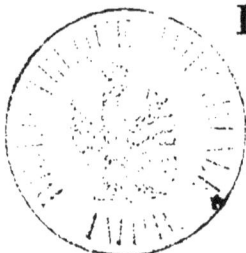

PAR MM.

E. FILHOL,

Professeur de chimie à la Faculté des sciences de Toulouse,
Professeur et directeur de l'Ecole de médecine,
Correspondant de l'Académie de médecine,
Chevalier de la Légion d'honneur,
etc., etc.,

ET

O. REVEIL,

Professeur agrégé à la Faculté de médecine
et à l'Ecole supérieure de pharmacie de Paris,
Pharmacien en chef de l'hôpital des Enfants malades,
Membre de la Société d'hydrologie médicale,
etc., etc.

TARBES

TH. TELMON, IMPRIMEUR–LIBRAIRE

1861

TARBES.—TYP. DE TH. TELMON, IMPRIMEUR DE LA PRÉFECTURE.

ANALYSE CHIMIQUE

DES

SOURCES SULFUREUSES THERMALES

DE CAUTERETS

(APPARTENANT A LA VALLÉE)

Les eaux minérales de Cauterets jouissent depuis un temps immémorial d'une juste célébrité ; aussi, est-il extraordinaire qu'aucun travail complet ne nous ait appris quelle est la composition chimique de chacune des sources qui existent dans cette belle station thermale. Chargés par M. le Préfet des Hautes-Pyrénées et par le Syndicat de la vallée de Saint-Savin de faire l'analyse de ces eaux, nous avons employé à ce travail un temps assez considérable, dont une partie a été consacrée à des recherches exécutées auprès des griffons eux-mêmes.

Les propriétés physiques et organoleptiques de l'eau des diverses sources de Cauterets étant les mêmes, nous les décrirons à propos de la première, et nous nous abstiendrons d'en parler à propos des autres. Nous nous contenterons aussi de décrire la marche que nous avons suivie pour analyser l'une d'elles, et nous supprimerons tous les détails de l'analyse des suivantes.

SOURCE DE CÉSAR.

1° PROPRIÉTÉS PHYSIQUES ET ORGANOLEPTIQUES.

L'eau de cette source est limpide, incolore, elle exhale une odeur franche d'acide sulfhydrique.

Sa saveur est analogue à celle d'une dissolution faible de sulfure de sodium. Sa densité, prise à la température de 15° est de 1,0019.

Un thermomètre centigrade ayant été plongé pendant un quart d'heure dans l'eau de cette source, le plus près possible du griffon, a marqué 48°40.

2° PROPRIÉTÉS CHIMIQUES.

Les propriétés chimiques de l'eau de la source César sont les suivantes :

Elle ramène au bleu, la teinture de tournesol rougie ;

Elle produit un précipité brun noirâtre quand on y verse une solution d'acétate de plomb ;

Agitée avec du sulfate de plomb, elle perd son odeur ; si alors on la filtre, elle reprend sa limpidité et donne avec l'azotate d'argent un précipité blanc, soluble dans l'ammoniaque et insoluble dans l'acide azotique.

Évaporée à siccité, elle fournit un résidu peu abondant de couleur grisâtre. Ce résidu se colore en noir lorsqu'on le soumet à une température très élevée ; il répand en même temps une odeur analogue à celle des matières animales qui brûlent. Une calcination prolongée au contact de l'air fait disparaître cette coloration noire.

Le résidu ainsi calciné se dissout en partie dans l'eau et fournit une solution incolore dans laquelle les acides produisent une légère effervescence. Le chlorure de pla tine y produit un précipité jaune de chloroplatinate de potasse.

Si l'on fait évaporer à siccité une partie de cette solution aqueuse, on obtient une substance saline blanche qui, lorsqu'on la mêle avec de l'alcool enflammé, communique à la flamme une teinte jaune très prononcée.

La portion du résidu de l'eau minérale qui refuse de se dissoudre dans l'eau se dissout en partie dans l'acide chlorhydrique et lui communique une teinte jaune.

Il reste une matière insoluble dans l'eau et dans les acides, qui possède toutes les propriétés de la silice.

La solution acide donne un léger précipité noir lorsqu'après l'avoir saturée, on y verse du sulfhydrate d'ammoniaque.

Le cyanure jaune de potassium et de fer y produit un précipité bleu.

Une partie de cette solution ayant été saturée par l'ammoniaque et mêlée ensuite avec de l'oxalate d'ammoniaque, il s'y est formé un précipité blanc composé d'oxalate de chaux. La liqueur séparée de ce précipité par filtration a donné avec le phosphate de soude un léger précipité de phosphate ammoniaco-magnésien.

Si, après avoir fait évaporer à siccité un kilogramme d'eau de la source César, on verse de l'acide chlorhydrique sur le résidu, on obtient une solution qui donne au papier de curcuma une teinte rouge bien prononcée.

Nous avons versé dans dix kilogrammes d'eau de cette source du bicarbonate de potasse pur, dissous dans de l'eau distillée. Nous avons fait évaporer le tout à siccité. Le résidu a été épuisé par l'alcool bouillant et la solution alcoolique a été elle-même soumise à l'évaporation.

La matière sèche que nous avons ainsi obtenue a été chauffée au rouge sombre jusqu'au moment où elle est devenue blanche ; alors on l'a laissée refroidir, et on l'a faite dissoudre dans quelques gouttes d'eau distillée; on y a mêlé ensuite un peu de colle d'amidon. Le mélange ainsi obtenu a pris une teinte bleue lorsque nous y avons ajouté une trace d'acide azotique pur.

Le chlorure de barium produit à la longue dans l'eau minérale de Cauterets un précipité blanc insoluble dans les acides.

On peut conclure des faits précédents que l'eau de la source César contient :

Un sulfure alcalin ;
Des chlorures ;
Des sulfates ;
Des traces d'iodure ;
De la silice ;
Des sels de chaux ; .
Des sels de magnésie ;
Des sels de potasse ;
Des sels de soude ;
Une matière organique ;
Des traces de fer ;
Des traces d'acide borique.

ANALYSE QUANTITATIVE

1° DOSAGE DU SOUFRE.

Ce dosage a été fait au moyen de la sulfhydrométrie.

Voici le détail des opérations :

Un kilogramme d'eau de la source César a absorbé $0^{gr}0820$ d'iode, à la température de 15°.

Un kilogramme de la même eau, mêlée avec du chlorure de barium, n'a plus absorbé que $0^{gr}0780$ d'iode à la température de 15°.

Un kilogramme d'eau désulfurée par l'acétate de zinc et filtrée a absorbé moins d'un milligramme d'iode.

D'après cela, un kilogramme d'eau de la source César contient $0^{gr}0099$ de soufre.

2° DOSAGE DU CHLORE.

Nous avons déterminé la quantité de chlore en opérant sur de l'eau désulfurée au moyen du sulfate de plomb et réduite par évaporation au dixième de son volume. Le dosage a été fait par la méthode des volumes. La solution titrée d'azotate d'argent dont nous nous sommes servis avait un degré de concentration tel, que chaque centimètre cube représentait $0^{gr}0020$ de chlorure de sodium.

Un kilogramme d'eau contient, d'après nos essais, $0^{gr}0525$ de chlore.

3° DOSAGE DE L'ACIDE SULFURIQUE.

Pour évaluer exactement l'acide sulfurique, nous avons fait évaporer à siccité l'eau minérale après l'avoir mêlée avec une petite quantité d'acide chlorhydrique pur. Nous avons épuisé le résidu par de l'eau acidulée avec le même acide et nous avons versé dans la solution filtrée un excès de chlorure de barium. Le précipité de sulfate de baryte qui s'est formé a été soumis à des lavages convenables; il a été ensuite séché et pesé. Un kilogramme d'eau de la source César a donné $0^{gr}0145$ de sulfate de baryte, représentant $0^{gr}0050$ d'acide sulfurique.

4° DOSAGE DE L'ACIDE SILICIQUE.

Ce dosage a été fait en recueillant sur un filtre la partie du résidu de l'opération précédente qui avait résisté à l'action de l'eau acidulée. Cette partie du résidu, qui était uniquement formée de silice, a été lavée et séchée avec soin. Son poids était de 0^{gr} 0581.

5° DOSAGE DE LA SOUDE ET DE LA POTASSE.

Cinq kilogrammes d'eau ayant été réduits par évapora-tion à un demi-litre, nous avons versé dans la liqueur ainsi concentrée, de l'eau de baryte, jusqu'au moment où il ne s'est plus produit de précipité. Nous avons filtré la liqueur et lavé le résidu à plusieurs reprises avec de l'eau distillée. Les eaux des lavages ont été réunies à la liqueur filtrée. Nous avons séparé l'excès de baryte au moyen du carbonate d'ammoniaque; et, après une nouvelle filtration, nous avons acidulé le liquide par de l'acide chlorhydrique pur. Le tout a été ensuite évaporé à siccité. Le résidu a été calciné au rouge sombre et repris après son refroidis-sement par de l'eau distillée. Nous avons mêlé la solution ainsi obtenue avec un peu d'oxyde de mercure. Le mélange a été desséché et chauffé au rouge. La matière saline qui est restée dans le creuset a laissé un léger résidu insoluble quand nous l'avons soumise à l'action de l'eau distillée.

Le poids de la partie soluble était de 0^{gr} 8270. Elle était composée presque en entier de chlorure de sodium. Cependant, le chlorure de platine y décélait l'existence d'une trace de chlorure de potassium.

6° DOSAGE DE LA CHAUX.

Dix kilogrammes d'eau minérale acidulée par l'acide chlorhydrique pur ont été réduits par évaporation à un décilitre. On a saturé par l'ammoniaque la liqueur ainsi concentrée et on y a mêlé de l'oxalate d'ammoniaque. Le précipité d'oxalate de chaux qui s'est formé a été soumis à des lavages convenables, puis séché et calciné au rouge sombre.

Le poids du carbonate de chaux ainsi obtenu était de 0^{gr}2714, représentant 0^{gr}1520 de chaux.

7° RECHERCHE DE LA MAGNÉSIE.

La liqueur au sein de laquelle s'était produit l'oxalate de chaux ayant été mêlée après sa filtration avec du phosphate de soude et de l'ammoniaque, il s'est produit un léger précipité de phosphate ammoniaco-magnésien.

Ce précipité a été recueilli, lavé avec de l'eau ammoniacale, séché avec soin et calciné au rouge vif. Le poids du pyrophosphate de magnésie provenant de ces opérations était de 0^{gr}0550.

8° DOSAGE DE LA MATIÈRE ORGANIQUE.

Ayant fait sécher avec soin, à la température de cent degrés, le résidu de l'évaporation de dix kilogrammes d'eau minérale, nous en avons déterminé exactement le poids. Ce résidu a été soumis ensuite à une calcination prolongée au contact de l'air. Il a éprouvé une perte de poids de 0^{gr}4500.

9° DOSAGE DU FER.

En traitant le résidu de l'opération précédente par de l'acide chlorhydrique pur, nous avons obtenu une solution colorée en jaune dans laquelle l'ammoniaque a produit un précipité, jaunâtre insoluble dans la potasse caustique. Ce précipité se comportait comme un mélange d'oxyde de fer et de phosphates alcalino-terreux. Pour séparer les divers éléments de ce mélange, nous avons fait dissoudre ce précipité dans une petite quantité d'acide chlorhydrique, nous avons ajouté à la solution un peu d'acide sulfurique et quatre fois son volume d'alcool à 90°.

Il s'est produit un léger précipité blanc, composé de sulfate de chaux et de sulfate de magnésie. La liqueur séparée de ce précipité a été soumise à l'ébullition pour chasser l'alcool ; on y a versé ensuite quelques gouttes d'ammoniaque pour séparer l'oxyde de fer, qui a été recueilli, lavé, séché et pesé. Son poids était de $0^{gr}0025$.

10° RECHERCHE DE L'ACIDE PHOSPHORIQUE.

Le précipité d'oxyde de fer avait entraîné avec lui l'acide phosphorique contenu dans la solution. Pour mettre en évidence les propriétés de cet acide, nous avons fait dis-soudre l'oxyde de fer dans de l'acide chlorhydrique pur, nous avons saturé la dissolution par de l'ammoniaque, et nous y avons mêlé un excès de sulfhydrate d'ammoniaque.

Le sulfure de fer qui s'est formé a été éliminé par filtration, et on a fait évaporer à une douce chaleur le liquide filtré, après l'avoir mêlé avec un excès d'acide chlorhydrique, afin de détruire l'excès de sulfhydrate.

La solution a été ainsi réduite à un très petit volume ; on l'a filtrée de nouveau et on y a versé un peu de sulfate de magnésie préalablement mêlé avec du sel ammoniac et de l'ammoniaque. Il s'est formé presque sur-le-champ un léger précipité de phosphate ammoniaco-magnésien.

11° RECHERCHE DES FLUORURES.

Nous avons acidulé dix kilogrammes d'eau minérale et nous les avons fait évaporer à siccité. Le résidu a été chauffé assez longtemps pour rendre la silice insoluble ; il a été traité ensuite par de l'acide chlorhydrique. On a filtré la dissolution ainsi obtenue et on y a versé un excès d'ammoniaque ; il s'y est produit un précipité gélatineux qui a

été lavé avec soin. Ce précipité a été introduit dans un
creuset de platine contenant un peu d'acide sulfurique
très pur. Nous avons recouvert le creuset avec une lame
de quartz bien polie, dont la face correspondant à l'inté-
rieur du creuset avait été recouverte d'une légère couche
de cire.

La couche de cire avait été enlevée sur quelques points
de la lame, afin de permettre aux vapeurs d'agir sur ces
traces.

Nous avons fait chauffer modérément le creuset pendant deux heures, en ayant soin de refroidir la face supérieure de la lame de cristal. Au bout de ce temps, nous
avons enlevé le vernis et nous avons constaté que la lame
avait été très légèrement dépolie sur les points de sa sur-
face qui n'étaient pas protégés par la cire.

12° RECHERCHE DE L'ACIDE CARBONIQUE.

Une bouteille de deux litres de capacité ayant été rem-
plie presque en entier d'eau minérale prise au griffon, nous
avons achevé de la remplir en y versant une solution de
chlorure de barium ammoniacal. La bouteille a été bou-
chée et abandonnée au repos pendant vingt-quatre heures.
Il s'y est formé un précipité blanc qui a gagné le fond du
vase.

Nous avons séparé ce précipité de la liqueur surnageante,
nous l'avons lavé rapidement, et autant que possible à
l'abri du contact de l'air ; nous l'avons soumis ensuite à
l'action de l'acide azotique étendu, qui ne l'a pas dissous
et n'a pas produit d'effervescence appréciable.

13° RECHERCHE DE L'IODE ET DE L'ACIDE BORIQUE.

Nous avons fait connaître plus haut le procédé qui nous
a permis de reconnaître l'existence de l'iode et de l'acide

borique dans les eaux de Cauterets. Il nous a été impossible d'en déterminer exactement la quantité.

14° RECHERCHE DE LA NATURE ET DE LA QUANTITÉ DES GAZ TENUS EN DISSOLUTION DANS L'EAU.

Nous avons mis un peu d'azotate d'argent dans un ballon jaugé avec soin. Nous avons rempli ce ballon d'hydrogène et nous l'avons débouché sous l'eau minérale dont nous l'avons rempli. Nous avons adapté à ce ballon un tube propre à conduire le gaz, et nous avons fait bouillir l'eau. Nous avons obtenu ainsi un gaz incolore, éteignant les corps en combustion, non absorbable par la potasse et jouissant de toutes les propriétés de l'azote. Il contenait cependant une trace d'oxygène, mais il en contenait trop peu pour qu'il nous fût possible d'en faire un dosage exact. Un kilogramme d'eau minérale a fourni ainsi 22,33 de gaz.

Il résulte des essais que nous venons de rapporter qu'un kilogramme d'eau de la source de César contient :

Soufre	0^{gr}0099
Chlore	0 0436
Iode.	traces.
Fluor	Id.
Acide carbonique	Id.
— sulfurique	0 0050
— silicique	0 0581
— borique.	traces.
— phosphorique.	Id.
Potasse.	Id.
Soude	0 0882
Chaux	0 0152
Magnésie	0 0020
Oxyde de fer.	0 0002
Matière organique.	0 0450
Total.	0 2672

Nous proposons de grouper ces éléments comme il suit :

Sulfure de sodium.	0 0239
— de fer .	0 0004
Chlorure de sodium .	0 07,18
— de potassium.	traces.
Carbonate de soude.	Id.
Sulfate de soude.	0 0080
Silicate de soude .	0 0656
— de chaux .	0 0451
— de magnésie.	0 0007
Borate de soude .	traces.
Phosphate de chaux.	Id.
— de magnésie.	Id.
Iodure de sodium...	Id.
Fluorure de calcium.	Id.
Matière organique.	0 0450
Total	0 2605

SOURCE DES ESPAGNOLS.

(Eau, un kilogramme.)

Soufre	0gr0095
Chlore	0 0428
Iode	traces.
Fluor.	Id.
Acide carbonique	Id.
— sulfurique	0 0050
— silicique.	0 0568
— borique	traces.
— phosphorique	Id.
Potasse	traces.
Soude.	0 0856
Chaux	0 0207
Magnésie.	0 0008
Oxyde de fer.	0 0002
Matière organique.	0 0482

TOTAL 0 2691

Ou bien :

Sulfure de sodium.	0 0231
— de fer	0 0005
Chlorure de sodium	0 0706
— de potassium	traces.
Carbonate de soude	Id.
Sulfate de soude	0 0089
Silicate de soude	0 0648
— de chaux	0 0470
— de magnésie	0 0007
Phosphate de chaux	traces.
— de magnésie	Id.
Borate de soude	Id.
Iodure de sodium	Id.
Fluor.	Id.
Matière organique.	0 0482

TOTAL 0 2638

Gaz azote. . 22cc 30
— oxygène, traces.
Température de l'eau 48° 20

SOURCE DE PAUSE.

(Eau, un kilogramme.)

Soufre	0gr0078
Chlore.	0 0454
Iode	traces.
Fluor	Id.
Acide carbonique	Id.
— sulfurique	0 0055
— silicique	0 0577
— borique	traces.
— phosphorique	Id.
Potasse	Id.
Soude.	0 0830
Chaux.	0 0120
Magnésie.	0 0002
Oxyde de fer.	0 0003
Matière organique	0 0464
TOTAL	0 2583

Ou bien :

Sulfure de sodium.	0 0189
— de fer	0 0005
Chlorure de sodium	0 0779
— de potassium	traces.
Carbonate de soude	Id.
Sulfate de soude	0 0098
Silicate de soude	0 0456
Silicate de chaux	0 0305
Silicate de magnésie	traces.
Phosphate de chaux	Id.
— de magnésie	Id.
Borate de soude	Id.
Iodure de sodium	Id.
Fluorure de calcium	Id.
Matière organique	0 0464
TOTAL	0 2296

Gaz *tenus en* dissolution : Azote . . 21cc 65.

— — Oxygène . traces.

Température de l'eau . . . . 41°00

SOURCE DU MAUHOURAT.

(Eau, un kilogramme.)

Soufre	0gr0057
Chlore	0 0484
Iode	traces.
Fluor.	Id.
Acide carbonique	Id.
— sulfurique	0 0059
— silicique.	0 0571
— borique	traces.
— phosphorique	Id.
Potasse	Id.
Soude	0 0826
Chaux.	0 0159
Magnésie.	0 0003
Oxyde de fer	0 0002
Matière organique.	0 0460
TOTAL	0 2621

Ou bien :

Sulfure de sodium.	0 0135
— de fer	0 0004
Chlorure de sodium	0 0800
— de potassium	traces.
Carbonate de soude	Id.
Sulfate de soude	0 0075
Silicate de soude	0 0625
Silicate de chaux	0 0450
— de magnésie.	0 0007
Borate de soude	traces.
Iodure de sodium.	Id.
Fluorure de calcium.	Id.
Phosphate de chaux	Id.
— de magnésie	Id.
Matière organique.	0 0460
TOTAL	0 2556

Gaz azote . .   23cc 90
— oxygène .   traces.
Température de l'eau . . .   50°

SOURCE DE LA RAILLÈRE (SOURCE CHAUDE)

TEMPÉRATURE DE L'EAU, 40°1.

(Eau, un kilogramme.)

Soufre	0 0072
Chlore	0 0365
Iode	traces.
Fluor	Id.
Acide carbonique	Id.
— sulfurique	0 0260
— silicique	0 0655
— borique	traces.
— phosphorique	Id.
Potasse	Id.
Soude	0 0693
Chaux	0 0124
Magnésie	0 0002
Oxyde de fer	traces.
Matière organique	0 0350
TOTAL	0 2521

Ou bien :

Sulfure de sodium	0 0177
— de fer	traces.
Chlorure de sodium	0 0598
— de potassium	traces.
Carbonate de soude	Id.
Sulfate de soude	0,0467
Silicate de soude	0 0081
Silicate de chaux	0 0324
Silicate de magnésie	traces.
Borate de soude	Id.
Iodure de sodium	Id.
Fluorure de calcium	Id.
Silice	0 0195
Matière organique	0 0350
Phosphate de chaux	traces.
Phosphate de magnésie	Id.
TOTAL	0 2192

Gaz azote . . . . . 22,50 cc
— oxygène . . traces.

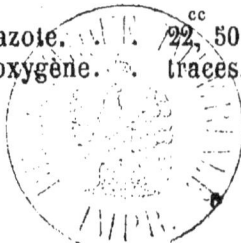

SOURCE DE LA RAILLÈRE (SOURCE TEMPÉRÉE)

TEMPÉRATURE DE L'EAU A SON GRIFFON, 38 40.

(Eau, un kilogramme.)

Soufre	0 0072
Chlore	0 0334
Iode	traces.
Fluor	Id.
Acide carbonique	Id.
Silicique	0 0550
Borique	traces.
Sulfurique	0 0284
Phosphorique	traces.
Potasse	traces.
Soude	0 0680
Chaux	0 0113
Magnésie	traces.
Oxyde de fer	Id.
Matière organique	0 0350
TOTAL	0 2383

Ou bien :

Sulfure de sodium	0 0177
— de fer	traces.
Chlorure de sodium	0 0565
— de potassium	traces.
Iodure de sodium	Id.
Fluorure de calcium	Id.
Carbonate de soude	Id.
Borate de soude	Id.
Silicate de soude	0 0086
Silicate de chaux	0 0296
Silicate de magnésie	traces.
Sulfate de soude	0 0596
Phosphate de chaux	traces.
Silice	0 0316
Phosphate de magnésie	Id.
Matière organique	0 0350
TOTAL	0 2386

Gaz azote . . . $23,10^{cc}$

— oxygène . traces.

SOURCE DU BOIS (SOURCE CHAUDE)

TEMPÉRATURE DE L'EAU, 43 34.

(Eau, un kilogramme.)

Soufre	0 0044
Chlore.	0 0465
Iode	traces.
Fluor.	Id.
Acide carbonique	Id.
Borique	Id.
Silicique	0 0572
Sulfurique	0 0220
Phosphorique	traces.
Potasse	Id.
Soude	0 0693
Chaux	0 0135
Magnésie	traces.
Oxyde de fer.	Id.
Matière organique	0 0360
TOTAL.	0 2489

Gaz retirés d'un kilogramme d'eau minérale : $\left\{ \begin{array}{l} \text{azote,} \quad 24 \ 10^{cc} \\ \text{oxyg}^{\text{ne}}, \text{ traces.} \end{array} \right.$

Ou bien :

Sulfure de sodium.	0 0107
— de fer	traces.
Hyposulfite de soude	0 0062
Chlorure de sodium	0 0746
— de potassium.	traces.
Iodure de sodium	Id.
Carbonate de soude	Id.
Silicate de soude	0 0102
— de chaux	0 0353
— de magnésie.	traces.
Silice	0 0283
Sulfate de soude.	0 0368
Borate de soude.	traces.
Fluorure de calcium	Id.
Phosphate de chaux	Id.
— de magnésie	Id.
Matière organique	0 0360
TOTAL.	0 2381

SOURCE DU BOIS (SOURCE TEMPÉRÉE)

TEMPÉRATURE DE L'EAU, 33 70.

(Eau, un kilogramme.)

Soufre.	0 0023
Chlore.	0 0321
Iode	traces.
Fluor	Id.
Acide carbonique	Id.
— borique	Id.
— silicique	0 0457
— sulfurique	0 0281
— phosphorique	traces.
Potasse	Id.
Soude.	0 0560
Chaux	0 0228
Magnésie	traces.
Oxyde de fer.	Id.
Matière organique	0 0340
TOTAL	0 2210

Ou bien :

Sulfure de sodium	0 0055
— de fer.	traces.
Hydrosulfite de soude	0 0075
Chlorure de sodium.	0 0528
— de potassium.	traces.
Iodure de sodium	Id.
Fluorure de calcium.	Id.
Carbonate de soude.	Id.
Borate de soude.	Id.
Silicate de soude.	0 0047
— de chaux.	0 0607
— de magnésie.	traces.
Silice	0 0058
Sulfate de soude.	0 0498
Phosphate de chaux.	traces.
— de magnésie.	Id.
Matière organique	0 0340
TOTAL.	0,2208

Gaz azote.	23 8	
— oxygène.	2 1	
	25 9	

GROUPE DES ŒUFS.

Source A, ou 2ᵐᵉ MAUHOURAT en bas.

TEMPÉRATURE, 49° 2.

(Eau, un kilogramme.)

Soufre..	0,004701
Chlore.	0,053110
Iode. . . . . ⎫	
Fluor . . . . ⎭	traces
Acide sulfurique.	0,006190
— silicique.	0,057000
— borique. . . . . ⎫	
— .phosphorique . . . . ⎬	traces
Potasse. . . . . ⎭	
Soude	0,085000
Chaux.	0,000250
Magnésie.	0,000250
Sesquioxyde de fer.	0,000430
Matière organique	0,052500
	0,271701

Gaz ⎰	azote.	27ᶜᶜ,15
⎱	oxygène.	traces

Ou bien :

Sulfure de sodium.	0,011460
— de fer (proto).	0,000495
Chlorure de sodium.	0,087460
— de potassium	traces
Sulfate de soude.	0,010987
Silicate de soude	0,048595
— de chaux.	9,045230
— de magnésie	0,000627
Phosphate de chaux . . . . ⎫	
— de magnésie. . . . . . . ⎪	
Borate de soude. . . . . ⎬	traces
Iodure de potassium. . . . . ⎪	
Fluor . . . . ⎭	
Matière organique ·	0,052500
	0,257354

Voici maintenant les résultats que nous avons obtenus en opérant sur les sources B, C, D, E et F.

La source B, ou de la Galerie, renferme, pour un kilogramme d'eau :

TEMPÉRATURE, 53°6.

Soufre	0,004566
Chlore	0,052215
Iode . . . . }	traces
Fluor . . . . }	
Acide sulfurique	0,006190
— silicique	0,058500
— borique . . . . }	traces
— phosphorique . . . . }	
Potasse	traces
Soude	0,087324
Chaux	0,011200
Magnésie	traces
Sesquioxyde de fer	0,000390
Matière organique	0,043200
	0,268585

Gaz {	azote	22cc,9
	oxygène	traces

Ou bien :

Sulfure de sodium	0,011122
Protosulfure de fer	0,000429
Chlorure de sodium	0,094235
— de potassium	traces
Sulfate de soude	0,010987
Silicate de soude	0,071681
— de chaux	0,023520
— de magnésie	0,000320
Phosphate de chaux . . . . }	
— de magnésie . . . . . . }	
Borate de soude . . . . }	traces
Iodure de sodium . . . . }	
Fluor . . . . }	
Matière organique	0,043200
	0,255544

Un kilogramme de l'eau de la source C, ou de la Cascade, renferme :

TEMPÉRATURE, 53°2.

Soufre..	0,004828
Chlore	0,062900
Iode..	
Fluor.	traces
Acide sulfurique..	0,005635
— silicique..	0,064500
— borique..	
— phosphorique..	traces
Soude..	0,086525
Potasse..	traces
Chaux..	0,013500
Magnésie.	traces
Sesquioxyde de fer..	0,000225
Matière organique..	0,044450
	0,279563

Gaz	azote.	23cc,3
	oxygène	traces

Ou bien :

Sulfure de sodium..	0,041768
— de fer (proto).	0,000247
Chlorure de sodium..	0,103640
— de potassium	traces
Sulfate de soude	0,010002
Silicate de soude..	0,067606
— de chaux..	0,028350
— de magnésie	0,000274
Borate de soude	
Iodure de sodium..	
Phosphate de chaux..	traces
— de magnésie.	
Fluor..	
Matière organique..	0,044450
	0,263337

Un kilogramme de l'eau de la source D, ou Supérieure, renferme :

TEMPÉRATURE, 51°0.

Soufre..	0,004446
Chlore.	0,067500
Iode.	
Fluor	traces
Acide sulfurique..	0,007245
— silicique.	0,061500
— borique..	
— phosphorique.	traces
Soude..	0,084212
Potasse..	traces
Chaux..	0,012500
Magnésie.	traces
Sesquioxyde de fer.	0,000210
Matière organique..	0,061000
	0,298613

Gaz	azote.	29cc,2
	oxygène..	traces

Ou bien :

Sulfure de sodium..	0,018290
— de fer (proto).	0,000231
Chlorure de sodium..	0,111230
— de potassium	traces
Sulfate de soude..	0,012859
Silicate de soude.	0,046153
— de chaux.	0,032723
— de magnésie	0,000350
Phosphate de chaux	
— de magnésie.	
Borate de soude..	traces
Iodure de sodium..	
Fluor	
Matière organique..	0,061000
	0,282836

Un kilogramme de l'eau de la source E, ou du Rocher, contient :

TEMPÉRATURE, 48°8.

Soufre	0,004509
Chlore	0,051500
Iode	} traces
Fluor	
Acide sulfurique	0,005935
— silicique	0,065500
— borique	} traces
— phosphorique	
Soude	0,082521
Potasse	traces
Chaux	0,012300
Magnésie	traces
Sesquioxyde de fer	0,000237
Matière organique	0,041000

0264502

Gaz {	azote	22°°,8
	oxygène	traces

· Ou bien :

Sulfure de sodium	0,010989
— de fer (proto)	0,000260
Chlorure de sodium	0,086500
— de potassium	traces
Sulfate de soude	0,010534
Silicate de soude	0,033685
— de chaux	0,025830
— de magnésie	0,000223
Phosphate de soude	}
— de magnésie	
Borate de soude	} traces
Iodure de sodium	
Fluor	/
Matière organique	0,041000

0,259021

Un kilogramme de l'eau de la source F, ou du Gave, contient :

TEMPÉRATURE, 57°2.

Soufre..	0,005538
Chlore	0,055500
Iode	
Fluor.	traces
Acide sulfurique	0,005132
— silicique..	0,075000
— borique..	
— phosphorique.	traces
Soude..	0,120686
Chaux	0,010600
Potasse..	traces
Magnésie.	traces
Sesquioxyde de fer	0,000235
Matière organique..	0,049500
	0,322191

Gaz	azote.	22cc,5
	oxygène.	traces

Ou bien :

Sulfure de sodium..	0,013498
— de fer (proto)	0,000258
Chlorure de sodium.	0,091431
— de potassium.	traces
Sulfate de soude	0,009109
Silicate de soude..	0,121310
— de chaux.	0,022260
— de magnésie.	0,000300
Phosphate de chaux	
— de magnésie.	
Borate de soude.	traces
Iodure de sodium..	
Fluor..	
Matière organique..	0,049500
	0,307666

EAUX PRISES SUR LES LIEUX D'EMPLOI.

SOURCE DE CÉSAR.

Un kilogramme d'eau prise à son arrivée dans le bassin de réception absorbe $0^{gr}0760$ d'iode $= 0^{gr}0233$ de sulfure de sodium.

La même eau n'absorbe plus que $0^{gr}0720$ d'iode après avoir été mêlée avec du chlorure de barium; enfin, elle en absorbe encore $0^{gr}0070$ après avoir été désulfurée.

La quantité réelle de sulfure contenu dans l'eau est donc de $0^{gr}0205$.

Même eau prise à la buvette du grand établissement, un kilogramme absorbe $0^{gr}0660$ d'iode.

Après addition de chlorure de barium, $0^{gr}0620$.

Eau désulfurée, $0^{gr}0040$.

Quantité de sulfure de sodium dans un kilogramme d'eau, $0^{gr}0179$.

Eau prise au robinet de la baignoire dans le cabinet n° 4 :

Un kilogramme d'eau absorbe $0^{gr}0360$ d'iode.

Après addition de chlorure de barium, il n'en absorbe plus que $0^{gr}0240$.

L'eau désulfurée en absorbe $0^{gr}0140$.

La richesse apparente en sulfure de sodium (d'après le premier essai) est de $0^{gr}0110$.

La richesse réelle est de $0^{gr}0068$.

L'essai sulfhydrométrique exécuté sans corrections eût occasionné une erreur de 38 pour cent.

Les résultats obtenus sur les autres sources ont été, pour abréger, rassemblés dans le tableau suivant :

NOMS des SOURCES.	LIEUX D'OBSERVATION.	Quantité d'iode absorbée par un kilogr. d'eau minérale.	Quantité d'iode absorbée par un kilogr. d'eau minérale mêlée avec du chlorure de barium.	Quantité d'iode absorbée par un kilogr. d'eau minérale désulfurée et mêlée avec du chlorure de barium.	Richesse apparente de l'eau en sulfure de sodium.	Richesse réelle d'après le dernier essai.	OBSERVATIONS.
Source de César (1)...	Etablissem' d'en haut (buvette)...	0,0800	0,0760	0,0070	0,0246	0,0233	(1) Ces essais ont été faits en 1859. Ceux qui sont rapportés plus haut datent de 1860.
Id.........	Etablissem' d'en haut...	0,0460	0,0410	0,0120	0,0142	0,0104	
Id.........	Etablissem' d'en haut (baignoire n° 5)...	0,0520	0,0480	0,0120	0,0159	0,0138	
Id.........	Etablissem' d'en haut (doucha),...	0,0450	0,0400	0,0120	0,0138	0,0102	
Id.........	Etablissem' d'en bas (baignoire)...	0,0670	0,0620	0,0040	0,0206	0,0187	
Source des Espagnols,	Buvette (2)...	0,0480	0,0400	0,0120	0,0147	0,0110	(2) Ces essais ont été exécutés sur de l'eau prise dans le grand établissement.
Id.........	Baignoire...	0,0440	0,0400	0,0140	0,0135	0,0092	
Id.........	Baignoire n° 5...	0,0600	0,0570	0,0040	0,0184	0,0172	
Id.........	Buvette...	0,0520	0,0410	0,0060	0,0159	0,0142	
Raillère, S. chaude.	Baignoire...	0,0420	0,0350	0,0120	0,0129	0,0092	
S. tempérée (côté sud).	Baignoire...	0,0330	0,0260	0,0160	0,0102	0,0052	
Espagnols... (eau non pulvérisée)	Salle de pulvérisation...	0,0640	0,0620	0,0050	0,0196	0,0181	
Id.........	Eau pulvérisée...	0,0320	0,0280	0,0120	0,0098	0,0061	

Il nous a paru intéressant de compléter ce travail par une analyse de la matière organique connue sous le nom de barégine, qu'on voit se déposer si abondamment partout où l'eau minérale de Cauterets coule au contact de l'air.

Voici le résultat de nos analyses :

Cent parties de barégine, bien dépouillée de sable, et séchée à 120 degrés ont donné :

Matière organique. . . .	73,14
Silice.	15,38
Chaux.	4,86
Soufre	5,34
Phosphates . . . . . . ⎱	traces.
Fluorures. . . . . . . ⎰	
Fer	1,28

100,00

La matière organique contient 7,37 pour cent d'azote.

Nous considérons comme digne d'attention la richesse de cette substance en soufre, en chaux et en fer.

Les eaux de Cauterets nous paraissent remarquables entre toutes celles des Pyrénées centrales par l'abondance des dépôts de barégine qu'elles produisent au contact de l'air; aussi, doit-on s'attacher à les conduire sur les lieux d'emploi dans des conduits où l'air ne puisse pas pénétrer, car l'eau minérale, en se dépouillant de barégine, doit, nous en sommes convaincus, perdre une partie de son activité.

Il était également intéressant de rechercher la richesse en acide sulfhydrique de l'atmosphère confinée du vaporarium et de la salle d'inhalation. Nous avons exécuté cette analyse au moyen de l'iodure d'amidon soluble, suivant le procédé qui a été décrit par l'un de nous, il y a quelques années.

Cent litres d'air de la salle de pulvérisation ont décoloré une quantité d'iodure d'amidon contenant $0^{gr}\,00127$ d'iode, ce qui représente $0^{gr}\,00063$ d'acide sulfhydrique, ou environ un deux cent-millième du poids de l'air.

On s'étonne au premier abord de trouver aussi peu d'acide sulfhydrique dans une atmosphère où l'eau minérale est répandue dans un si grand état de division ; mais, en y réfléchissant, on voit qu'il n'en saurait être autrement, car la pulvérisation de l'eau sulfureuse au contact de l'air favorise la combustion des éléments de l'acide sulfhydrique et du sulfure alcalin, et détruit l'un et l'autre avec une extrême rapidité.

L'analyse sulfhydrométrique prouve qu'il en est ainsi : elle constate en effet une perte de titre de cinquante pour cent dans l'eau qui n'a fait que subir la pulvérisation et retomber dans les appareils où on la recueille.

En présence de ces résultats, nous devions nous attendre à trouver une diminution sensible dans la richesse en oxygène de l'air contenu dans la salle de pulvérisation.

Nous avons constaté en effet que le volume de l'oxygène descend quelquefois à 18,5 pour cent.

L'air de la salle d'inhalation contient, d'après nos essais, un demi-milligramme d'acide sulfhydrique sur cent litres ; quantité très faible, mais suffisante, à notre avis, pour exercer une action marquée sur les malades. Ici encore la richesse de l'air en oxygène est amoindrie, et nous l'avons vue tomber à dix-neuf-centièmes en volume.

Nous croyons avoir fait connaître, aussi bien que le comporte l'état actuel de la science, la composition chimique des eaux de Cauterets. Ces eaux nous ont paru surtout remarquables par leur richesse en barégine.

Nous sommes persuadés que cette substance organique est loin d'être étrangère aux effets avantageux que l'on retire si souvent de leur usage. Mais nous ne voulons pas insister davantage sur ce point, car nous comprenons qu'il est de notre devoir de laisser aux praticiens distingués qui exercent dans cette station thermale le soin de rechercher le parti qu'on pourra tirer, dans l'intérêt des malades, des observations qui se trouvent consignées dans notre travail.

E. FILHOL et O. REVEIL.

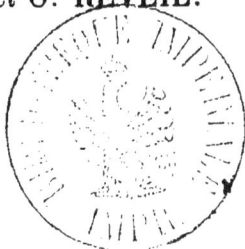

www.ingramcontent.com/pod-product-compliance
Lightning Source LLC
Chambersburg PA
CBHW070750210326
41520CB00016B/4657